Dr PIEDVACHE

SUR LA PATHOGÉNIE DU DIABÈTE SUCRÉ

SUR LA

PATHOGÉNIE DU DIABÈTE SUCRÉ

SUR LA

PATHOGÉNIE DU DIABÈTE SUCRÉ

PAR

LE Dr PIEDVACHE
Ancien interne des hôpitaux de Paris

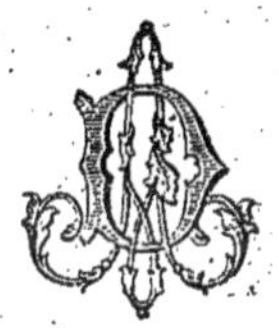

PARIS
YPOGRAPHIE A. DAVY
52, RUE MADAME, 52.

1894

SUR LA

PATHOGÉNIE DU DIABÈTE SUCRÉ

La pathogénie du diabète sucré est une de ces questions qui vieillissent rapidement et périodiquement ont besoin d'être remises au point. Aussi bien n'en est-il peut-être pas une au sujet de laquelle il ait paru autant de travaux contradictoires, de sorte que d'en faire l'histoire et de discuter les faits et les hypothèses, ce serait la matière de plusieurs volumes.

Fort heureusement, des travaux tout récents et dont l'importance est incontestable, permettent de déblayer un peu le terrain, en nous fournissant des données plus précises. Ils nous reposent, dans tous les cas, des théories de cabinet, lesquelles se sont tellement multipliées depuis quelques années que M. Bouchard, en 1880, en comptait déjà jusqu'à vingt-sept.

Ce que je me propose dans la présente note, c'est de donner, s'il se peut, une idée succincte et claire des dernières études de physiologie pathologique, et je bornerai les notions historiques à ce qui est strictement nécessaire à l'intelligence du sujet, si indispensable qu'il soit de reprendre ces notions.

I

La découverte de la fonction glycogénique du foie par Claude Bernard date de 1847 : elle ouvre l'ère moderne. C'est une année seulement auparavant que Bouchardat avait donné sa première théorie : trouble de la digestion des aliments, favorisant la transformation trop rapide des féculents en sucre, c'est-à-dire en glucose, ou ralentissant les transformations ultérieures du sucre. Plus tard, sous l'impulsion de Claude Bernard, il admettait une seconde catégorie de diabétiques reconnaissant une origine hépatique.

En fait, l'ère contemporaine comprend deux périodes : la première allant de Claude Bernard à la découverte du rôle du pancréas ; la deuxième à partir de cette découverte.

Entre temps, avaient surgi des théories d'un autre ordre, parmi lesquelles je ne citerai que celle de Zimmer (perversion de la glycogénie musculaire) ; celle de Pettenkofer et Voit (vice de la désassimilation de la matière protéique, dont la destruction à l'état normal produirait de la graisse et, chez le diabétique, du sucre) ; de Hupper (même mécanisme, avec cette particularité que la désassimilation se ferait dans les muscles, avec l'azoturie comme facteur parallèle). Toutes sont réfutées depuis longtemps.

Bien que les idées de Claude Bernard aient été tant de fois reproduites, on me pardonnera de les résumer une fois de plus.

Dans l'esprit de notre grand physiologiste, la glycosurie n'est que le symptome du diabète sucré. La cause de la maladie est plus profonde : elle correspond au processus inconnu qui amène l'affaiblissement organique primitif.

Quant à la glycosurie, elle est le résultat non de la destruction insuffisante du sucre sécrété par le foie, mais de l'exagération de sa production. Ainsi, dès le premier jour, il a résolu nettement la question qu'il avait non moins clairement posée en ces termes : Est-ce la dépense du sucre qui s'arrête, ou la production qui s'accroît? Si on eût voulu le comprendre, combien de théories n'auraient pas vu le jour, dont dans quelques années on ne parlera plus, et qui semblent faites pour dégoûter à tout jamais des systèmes préconçus, en ce temps d'expérimentations positives.

A l'état normal — et nous continuons à résumer Claude Bernard — la cellule hépatique fabrique du glycogène aux dépens de la glycose que lui apporte la veine-porte, comme produit de la digestion des féculents, et des sucres élaborés par le tube digestif, aux dépens aussi des aliments exclusivement azotés, la glycogénie continuant de s'opérer avec la diète carnée : c'est un acte vital. Puis, au fur et à mesure des besoins, le glycogène emmagasiné dans les cellules de l'organe se transforme de nouveau en sucre, par un simple phénomène d'hydratation que le grand physiologite attribue à un ferment, lequel il a cru trouver dans le foie : c'est, croit-il, un acte purement chimique.

Par les veines sus-hépatiques, la glucose hépatique se déverse dans le sang, et va se brûler ou se transformer, non dans le poumon comme l'a pensé Pavy et après lui Dechambre, mais dans les capillaires généraux. Ainsi qu'on devait s'y attendre, au lieu de la glycémie normale, on observe, chez le diabétique, l'*hyperglycémie*, que nous savons aujourd'hui être la compagne inséparable de la glycosurie. Il n'y a du moins qu'une exception à la règle, le diabète phlorydzinique, lequel ne rentre à aucun titre dans le cadre de notre étude.

Aucune œuvre n'a été plus attaquée que celle de Claude Bernard. On y a postérieurement ajouté ; mais ce qu'il a établi est presque entièrement demeuré intact. La constance de l'hyperglycémie, dans tous les diabètes expérimentaux découverts depuis sa mort, est le fait le plus frappant de l'histoire de la glycosurie expérimentale, celui qui doit entrer pour la plus grande part dans la solution du problème. Claude Bernard ne pouvait prévoir toute l'importance qu'il devait prendre un jour en vue de la démonstration du rapport constant entre ce phénomène et la glycosurie.

Partant de cette idée que l'élément étiologique du diabète consiste essentiellement dans une perturbation de la nutrition générale, il regardait l'hyperglycémie comme un effort, une tendance salutaire de la nature pour réparer les dommages de l'organisme. Nous trouvons aujourd'hui cette manière de voir vieillie, et cependant, elle ne fait que réserver une inconnue qui subsistera longtemps encore.

Je serai obligé de reprendre tout à l'heure, en analysant nos connaissances actuelles, cette grande question de la glycogénie. Il me faut toutefois, afin de poursuivre l'enchaînement des doctrines, citer à sa place la découverte célèbre de Claude Bernard, à savoir la détermination, par la piqûre du plancher du quatrième ventricule, d'une glycosurie éphémère. C'est l'ébauche de la connaissance des relations de la glycogénie hépatique avec le système nerveux central. Le professeur du Collège de France, avec la rigueur habituelle de son esprit, y vit une explication possible, non du diabète, mais de la glycosurie par influence nerveuse. Il compléta la notion par celle des *glycosuries réflexes*, auxquelles l'excitation du sciatique peut servir de type.

La *théorie nerveuse* du diabète a été reprise, réformée et déformée par nombre de physiologistes et de médecins, qui ont réduit la cause première de la maladie à une excitation soit du bulbe et de la moelle, soit du sympathique ou du pneumogastrique, dans leurs racines, ou leur tronc, ou leurs terminaisons dans le foie.

A côté de toutes les variantes de cette théorie, dont il serait sans intérêt de nommer les auteurs, viennent celles qui reposent sur la glycogénie hépatique *directe*, surélevée par un mécanisme à déterminer (Pavy, Tiegel, W. Ebstein, etc.). Elles sont fondées sur des vues de l'esprit ou des interprétations hypothétiques. Je cite encore, pour mémoire, la première opinion de Cantani : malformation du sucre dans le foie, sous une forme non assimilable.

En dépit de la réfutation positive de Claude Bernard au début même de ses recherches, malgré l'évidence de la démonstration de Chauveau (1856) sur la constance, dans le diabète expérimental, de la supériorité de la teneur en sucre du sang artériel sur le sang veineux, conclusion expérimentale acceptée et enseignée par son maître, il s'est constamment trouvé des auteurs disposés à soutenir que, chez le diabétique, la glycoformation hépatique reste normale, et que ce sont, au contraire, les métamorphoses ordinaires du sucre produit qui sont en défaut.

Après cette erreur de Reynoso et Dechambre : le sucre

cesse d'être brûlé dans le poumon, voici l'hypothèse de MIALHE qui a fait long feu, parce qu'elle répond à une thérapeutique utile : les alcalins du sang sont, chez le diabétique, en quantité insuffisante pour brûler le sucre.

D'autres ont invoqué l'insuffisance de la destruction de la glycose par la fermentation qu'elle doit subir dans la masse du sang. Malheureusement, ce n'est pas dans la masse du sang mais dans les capillaires généraux que se détruit le sucre (CL. BERNARD, CHAUVEAU).

Pour BOUCHARD, le sucre cesse d'être assimilé par les tissus : Chauveau a répondu d'avance; car, si Bouchard était dans le vrai, la teneur des veines en sucre ne devrait pas demeurer, chez le diabétique, inférieure à celle des artères, et dans la même proportion que chez le sujet sain. Et cette constatation expérimentale, si remarquable et claire qu'elle soit, n'a pas empêché la reproduction d'erreurs du même genre, ainsi que nous le verrons tout à l'heure.

Je passe sous silence les théories complexes, invoquant plusieurs mécanismes à la fois, comme celle de SEEGEN.

II

Notre seconde période commence avec l'intervention du PANCRÉAS dans la pathogénie de la dyscrasie diabétique.

Bouchardat supposait déjà que cette glande doit être souvent altérée chez les diabétiques, et cela était d'autant plus digne d'attirer l'attention que les lésions du foie, dans les mêmes circonstances (congestion, hypertrophie, cirrhose), se sont montrées plus rares, partant plus incertaines au sujet de leur origine.

Depuis cette époque, de nombreuses autopsies ont donné raison à cette opinion, et l'on a rencontré des atrophies pancréatiques générales ou partielles, la dégénérescence graisseuse des cellules, la sclérose conjonctive, des calculs dans les conduits excréteurs, le cancer. LANCEREAUX a surtout attaché son nom à ces recherches, et fait adopter l'existence distincte d'un *diabète pancréatique*, appelé de préférence *diabète maigre*, en raison de sa caractéristique la plus apparente, dont la marche est relativement rapide et consomptive. Il l'oppose au *diabète gras* héréditaire des arthritiques et au *diabète nerveux*.

Les idées de Lancereaux reçurent en 1889 une éclatante confirmation des expériences de MINKOWSKI et VON-MERING : tandis que la piqûre du plancher du quatrième ventricule ne provoque qu'une glycosurie passagère, l'ablation complète du pancréas entraîne une glycosurie permanente, souvent énorme, consomptive et mortelle. On ne peut plus dire, par conséquent, ce que répétait JACCOUD il y a quelques années : que si les physiologistes ont produit artificiellement la glycosurie chez les animaux, ils ne sont pas parvenus à créer un seul cas de diabète expérimental. Les chiens de Minkowski et Von-Mering sont véritablement diabétiques et absolument comparables aux diabétiques humains.

Le fait a été confirmé partout, à l'étranger comme en France. L'ablation ou la destruction de la glande par divers procédés doit être totale pour que la glycosurie apparaisse. Elle fait défaut pour peu qu'on ait laissé en place un fragment de la glande (estimé au douzième dans le laboratoire de VOGT en 1892). Elle ne se montre pas davantage lorsque l'on greffe avec succès, en un point quelconque, un notable fragment du pancréas, sans qu'il importe en aucune façon que le fragment greffé soit emprunté à telle ou telle partie de la glande : HOUDON, en

France, a surtout fait beaucoup de ces greffes. Dominicis est le seul à soutenir que la glycosurie n'est pas absolument constante à la suite de la dépancréatinisation. (*Arch. de méd. expér.* V. 4.)

Dernièrement, Charrin et P. Carnot (*Soc. de Biol.*, 26 mai 1894) ont provoqué la glycosurie et le diabète chez le chien, en introduisant, dans le conduit pancréatique, une culture de bacille pyocyanique. On ne peut attribuer ce résultat qu'à la destruction physiologique du pancréas, attendu que l'hypoglycémie est la règle au cours de la maladie pyocyanique. Cette expérience serait susceptible de donner la clef de certains diabètes liés aux maladies infectieuses.

Qui ne conçoit l'importance extrême de ces faits expérimentaux ? Négligeant pour le moment la question de savoir s'ils n'intéressent que les seuls diabétiques maigres de Lancereaux, auxquels les chiens opérés ressemblent d'une manière si frappante, je retiens tout d'abord cette donnée capitale que, puisqu'il suffit pour empêcher la dépancréatinisation de produire son effet diabétique, qu'un fragment de la glande végète n'importe où avec de nouvelles connexions vasculaires, incapable désormais de fournir du suc pancréatique à l'intestin, il est évident que les cellules de l'organe demeurées vivantes n'ont pu maintenir l'équilibre glycémique dans des conditions normales, que grâce à un produit de *sécrétion interne* versé dans le sang, sur quelque élément de la fonction glycémique que s'exerce l'action de cette sécrétion interne. Aucune autre interprétation n'est possible, et nous voyons une fois de plus quelle importance prennent chaque jour, en physiologie normale et pathologique, aussi bien qu'en pathologie, les sécrétions glandulaires internes, comme celles du rein, du corps thyroïde, des capsules surrénales, sans vouloir parler de celles des crapauds, des serpents, etc.

Ainsi se trouvent condamnées les théories qu'inspira, au premier moment, la découverte des effets de la dépancréatinisation, et qui toutes reposaient sur les propriétés digestives du pancréas. Ce n'était autre chose que le retour à la première théorie de Bouchardat, et BOUCHARD s'y rangea un moment, avant de prêter son appui à l'hypothèse de Lépine.

C'est en vérité un spectacle surprenant de voir les médecins les plus jaloux de fonder la médecine sur la physiologie, faire si bon marché des expériences des autres, lorsqu'elles ne cadrent pas avec leurs idées particulières. Tel est encore le cas de LÉPINE qui, après avoir discuté avec sagacité l'histoire de la pathogénie du diabète (*Arch. de méd. expér.*, janv. 1892), a repris, en la rajeunissant des connaissances nouvelles, la doctrine de la non assimilation de la glucose par les tissus des diabétiques. Bouchard et lui ont oublié que la thèse contraire est rigoureusement démontrée ; c'est pour nous une redite.

Lépine donc part d'une conception exacte, l'intervention évidente de la sécrétion interne du pancréas, pour aboutir à une hypothèse erronée, la propriété de cette sécrétion interne de détruire incessamment, à l'état normal, le sucre produit par le foie, dans le sang circulant ou dans les capillaires.

Il est clair que si l'hypothèse était juste, ce pouvoir de la sécrétion pancréatique faisant défaut dans le diabète expérimental de Minkowski, la consommation du sucre y serait diminuée et le sang veineux ne continuerait pas d'être appauvri en glucose, comme il arrive à l'état normal. Or nous savons, depuis 1856, à quoi nous en tenir, et la *glycolyse*, nom donné à la décomposition de la glucose par la cellule vivante dans les organes, n'est encore une fois pas diminuée chez les sujets dépancréatinisés. Les expériences faites sur cette catégorie de diabétiques par KAUFFMANN sont inattaquables (voir BULL. SOC. DE BIOL., 10 mars 1894, p. 233 : *Nouvelles recherches sur l'activité de la destruction glycosique dans le diabète pancréatique.*)

On admet assez généralement aujourd'hui, avec Lépine, que la destruction du sucre dans l'économie s'opère à l'aide d'un ferment particulier dit *ferment glycolytique*. Cependant DOMINICIS soutient (*loc. cit.*) qu'un pareil produit ne peut exister dans le pancréas, cet organe étant, à l'état frais, dépourvu de toute action sur les solutions sucrées.

Nous savons, d'autre part, que le ferment glycolytique ne se trouve pas dans le sang circulant, attendu que la glucose ne se dédouble pas avant d'arriver aux capillaires. Il se forme vraisemblablement, en dehors des vaisseaux, aux dépens des éléments figurés autres que les globules rouges (ARTHUS). La manière de voir de Claude Bernard n'était donc pas tout à fait exacte : ce n'est pas dans les capillaires, mais *dans les cellules fixes que se fait la glycolyse.*

La théorie de Lépine, malgré tout, continue d'être appuyée, entre autres par HARLEY, par VOGT. Harley a ajouté à l'interprétation pathogénique du diabète maigre l'idée que l'émaciation qui la caractérise serait due à la rétention d'une certaine quantité de *toxines*. Il se peut, à vrai dire, que le pancréas partage, avec d'autres glandes, des propriétés antitoxiques.

Quant à la doctrine du ralentissement nutritif, c'est partie perdue, non seulement parce que la suractivité du foie est la condition même de la glycosurie, mais encore que cette suractivité nutritive se retrouve dans l'organisme entier.

Le nœud de la question pathogénique est là, et il suffit de relire, ainsi que je viens de le faire, la discussion de mai 1889 à l'*Académie de médecine* pour en être convaincu. ALBERT ROBIN, soutenu d'ailleurs par GERMAIN SÉE, a démontré d'une manière irréfragable que, loin d'être amoindris dans le diabète, les actes généraux de la nutrition élémentaire subissent partout une plus grande activité. Toutes les *oxydations* sont augmentées, celle du soufre et du phosphore, celle du carbone. En dépit de l'opinion de Pettenkoffer et Voit, *le diabétique élimine plus d'acide carbonique que l'individu sain* (QUINQUAUD). Aussi bien les *dédoublements*, les *hydratations*, les *synthèses* (formation de corps sulfo-conjugués, d'acide hippurique) sont modifiées dans le même sens que les oxydations.

C'est surtout l'accroissement du souffre urinaire qui donne la mesure du surcroit d'activité imprimé aux oxidations de *désassimilation* (GAUTIER). Quant à la glycogénie, d'après les récents travaux de Gautier (*La chimie de la cellule vivante*, 1894), quelle que soit sa source, elle répond à un phénomène réducteur, elle est un des termes de la série des dédoublements successifs, des hydratations progressives qui s'opèrent dans les cellules vivantes, en dehors et sans l'intervention de l'oxigène des globules sanguins.

On peut donc dire en toute vérité que, dans la glycosurie, l'ensemble des actes nutritifs est augmenté. Mais il a double source de déperdition pour l'organisme, l'hyperglycogénèse se faisant en pure perte : le résultat final est la désintégration illimitée des tissus.

La cause est entendue, et nous voici, après bientôt cinquante ans, ramenés aux vues de Claude Bernard sur la nature du processus glycosurique.

« Que par suite, dit-il, d'un travail de désassimilation excessif, l'organisme use incessamment et d'une manière exagérée le dépôt de réserve dont le foie est le siège, le sucre est versé dans le sang en quantité anormale, d'où hyperglycémie et glycosurie. Mais la source hépatique n'est pas épuisée pour cela ; elle continue à assimiler les matériaux propres à former le glycogène et, par suite, le sucre ; elle redouble, pour ainsi dire d'activité pour remplacer le sucre éliminé, elle épuise l'organisme pour suffire à sa production, à cette dépense exagérée de matière sucrée. »

Donc, si le diabète tire son origine d'un trouble primordial de la nutrition, comme Robin l'enseigne pour les diathèses en général, ce ne pourrait être, dans le cas particulier, qu'une exagération de la nutrition. Claude Bernard avait vu juste. Pour penser autrement aujourd'hui, il faut commencer par fausser la nature du processus glycogénique.

Le travail glycogénique du foie a pour but la fonction glycogénique, laquelle ne comporte pas d'arrêts, même chez les sujets soumis au jeûne absolu et devenus ainsi autophagiques. Dans ces conditions, comme dans toute autre, le sang des veines sus-hépatiques est toujours le plus sucré de l'économie, celui des veines de la circulation générale est moins riche en glucose que le sang artériel, le sucre formé dans le foie étant détruit par les cellules fixes des tissus. La vraie fonction glycémique se compose, ainsi que l'a dit excellemment Chauveau, des actes nutritifs qui préparent, transforment et utilisent les matériaux du sucre du sang. « Elle représente d'une manière assez heureuse l'ensemble des actes qui aboutissent au maintien, à la permanence de la glucose dans le sang, à l'équilibre entre la dépense et la production de cette substance. »

L'équilibre vient-il à être troublé par la maladie, il en résulte soit de l'hyperglycémie, soit de l'hypoglycémie. Même dans *l'hypoglycémie expérimentale*, la dépense du sucre reste normale proportionnellement. Ici, comme dans toutes les autres conditions expérimentales connues, Chauveau et Kaufmann, qui viennent de reprendre la question à fond (*Mém. de la Société de biol.*, 1893, p. 17) n'ont pas cessé de constater une différence proportionnelle identique entre les deux sangs de la circulation générale. Ils n'ont opéré que sur des chiens à jeun ; le sang artériel et le sang veineux sont recueillis simultanément et en même quantité, et le même manipulateur exercé les traite toujours de la même manière. Si des résultats contradictoires ont été antérieurement obtenus par d'autres, c'est que leurs conditions expérimentales étaient défectueuses.

Ce point définitivement acquis — et je n'y ai déjà que trop insisté — il s'agit de se rendre compte des circonstances qui excitent, et de celles qui ralentissent la glycogénie hépatique.

La production du *glycogène* aux dépens des aliments amylacés et sucrés, des albuminoïdes et des graisses, la conversion par hydratation du glycogène en sucre, sont fonction de la cellule hépatique. N'ayant point à l'étudier ici, je rappelle simplement que la fonction continue dans le foie énervé, et après la mort. Dans ce dernier cas, la production semble s'exagérer, apparence pure due à ce que le sucre n'est plus entraîné par les veines sus-hépatiques au fur et à mesure de sa production. La glycogénie existe par conséquent indépendamment du système nerveux, mais nous ne pouvons pas la concevoir, pendant la vie, sans son intervention : il est essentiellement le *régulateur de la fonction.*

On ne voit guère le moyen de modifier expérimentalement la glycogénie hépatique en agissant directement sur le foie, et il est digne d'attention que les lésions pathologiques de cet organe paraissent rarement influencer la fonction spéciale. C'est donc exclusivement par l'intermédiaire du système nerveux que les physiologistes sont parvenus à la modifier, jusqu'au jour où ils ont connu la participation du pancréas, réglée elle-même par les centres nerveux.

J'ai donc le devoir de résumer les conclusions qui découlent des plus récentes expériences sur le rôle du système nerveux et sur celui du pancréas.

III

L'hyperglycémie est déterminée : 1° par l'expérience classique de Claude Bernard, la piqûre du plancher du quatrième ventricule ;

2° Par l'assommement, un coup de massue sur le crâne (Cl. Bernard) (1).

3° Par la section sous-bulbaire, ou atloïdo-occipitale de la moelle épinière (Chauveau, qui s'est assuré avec Kaufmann,

(1) On sait que la glycosurie peut s'établir à la suite d'une cause morale, et il est intéressant de rappeler que récemment Gibier (*Ac. des sciences*, 29 avril 1894) a vu la glycosurie apparaître à plusieurs reprises, chez une chienne craintive, chaque fois qu'on la soumettait à la claustration dans une cage.

que la respiration artificielle, que l'on est obligé de pratiquer alors, n'est pour rien dans l'hyperglycémie rapidement décroissante et la glycosurie qui l'accompagne).

L'idée qu'on s'est généralement faite à la suite, c'est que la fonction glycogénique est commandée par un centre excitateur bulbaire et sous-bulbaire : conception trop simple, parce que la logique nous porte à admettre l'existence simultanée de centres frénateurs.

La moelle renferme, en effet, un ou plusieurs centres antagonistes du premier, centres découverts par Claude Bernard et confirmés par Chauveau (*loc. cit.*) : la section de la moelle au niveau du renflement brachial et des régions avoisinantes (un point quelconque entre la quatrième paire cervicale et la sixième dorsale) détermine l'hypoglycémie.

L'équilibre glycémique est donc assuré jusqu'ici et sous réserve de l'action du pancréas, par le double jeu régulateur habituel du système nerveux : centres frénateurs associés à des centres excitateurs.

Excitatrices ou frénatrices, les impressions centrales descendent dans la moelle (Cl. Bernard), la quittent par les origines du grand splanchnique et suivent ce nerf pour aller au foie, en passant par le ganglion semi-lunaire.

Comment agissent les fibres glyco-sécrétoires et glyco-modératrices contenues dans le grand splanchnique? Depuis l'interprétation donnée par Claude Bernard pour les glandes salivaires, on admettait volontiers que ces filets se confondaient avec les vaso-moteurs du foie, mais ce genre d'explication a été abandonné de nos jours pour la plupart des glandes, et il serait surprenant qu'il trouvât encore créance pour les glandes vasculaires sanguines. Morat et Dufour viennent de reprendre la question et de la résoudre dans un sens contraire aux préventions injustifiables des physiologistes. (*Arch. de physiol.*, 1894, n° 2, p. 372.)

Il est exact que la piqûre du plancher du quatrième ventricule détermine, en même temps que l'hyperglycémie, une congestion des viscères (vaso-dilatation). Il s'agissait seulement de savoir si les deux effets sont subordonnés l'un à l'autre, ou simplement parallèles et indépendants.

Que l'on excite directement le grand splanchnique, et l'on obtient sur les vaisseaux de l'intestin l'effet inverse de celui que reproduit la piqûre du bulbe, c'est-à-dire la vaso-constriction. Si donc la sécrétion du sucre par le foie est étroitement subordonnée à l'activité circulatoire, elle doit évidemment subir, à la suite de cette expérience, une modification de même sens, c'est-à-dire qu'elle s'abaissera, attendu qu'il est établi que la circulation capillaire hépatique se mesure exactement sur celle de l'intestin.

Les expériences ont été faites sur des chiens curarisés, dont les nerfs splanchniques étaient mis à nu dans le thorax, par la résection d'une ou de deux côtes, fenêtre au travers de laquelle on soumettait les nerfs préalablement coupés à l'excitation électrique.

L'hyperglycémie qui s'ensuit est telle chez certains sujets qu'elle peut aller jusqu'au diabète asphyxique décrit par Dastre, lequel est d'origine nerveuse. D'autres fois au contraire, c'est l'hypoglycémie que l'on observe, tandis que dans un cas comme dans l'autre, les capillaires intestinaux sont contractés.

Vérifiant ces premières constatations par une autre méthode, les auteurs adoptent le même dispositif expérimental, avec la respiration artificielle, et y ajoutent la ligature des vaisseaux du foie, pour rendre son fonctionnement indépendant de la circulation. La glande est laissée en communication avec les nerfs, sauf pour un de ses lobes qui, lié ou détaché, est abandonné comme témoin dans l'abdomen. L'excitation nerveuse est obtenue par un commencement d'asphyxie, en suspendant de temps à autre la respiration artificielle. Le résultat est que, dans le lobe soumis à l'excitation, la quantité du glycogène transformé en glucose est beaucoup plus petite que dans celui qui y a été soustrait : et la circulation capillaire n'y a été pour rien.

D'où la conclusion générale que *la glycogenèse hépatique peut s'exercer sans l'intermédiaire de la circulation, par l'action directe de nerfs véritablement sécréteurs apportant l'excitation des centres à la cellule hépatique.*

J'ajouterai à cette conclusion inéluctable que l'existence simultanée, dans le grand splanchnique, de nerfs glyco-sécréteurs et de nerfs glyco-frénateurs semble mise en évidence par les variations, en plus et en moins, de la glycémie dans la première série des expériences que je viens de rapporter.

IV

Le rôle du système nerveux dans la glycogénie hépatique n'est pas épuisé avec ces études, si intéressantes qu'elles soient, et nous allons le retrouver en jeu à propos de la participation du pancréas, ou plutôt de sa sécrétion interne, à cette fonction du foie, et c'est le point le plus actuel de notre sujet.

Les documents qu'il me paraît plus à propos de citer sont : le second mémoire déjà mentionné de Chauveau et Kaufmann (*Le pancréas et les centres nerveux régulateurs de la fonction glycémique*, 1893) ; deux notes de Kaufmann à la

Société de biologie, séances des 17 mars et 14 avril 1894.

Si, le pancréas étant enlevé, la glycoso-formation s'en trouve accrue, et que de ce phénomène on ne puisse accuser que la sécrétion interne de la glande, c'est donc que celle-ci exerce sur la glycogénèse une action modératrice de la nature de celles que l'on a coutume d'attribuer au système nerveux, action modératrice surajoutée d'ailleurs à celle que nous avons supposé partir d'un centre bulbo-médullaire pour aller directement au foie.

Rien par conséquent n'était plus naturel que de penser que l'action modératrice produisait son influence par l'intermédiaire des centres nerveux. Chauveau et Kaufmann ont eu cette pensée, et des expériences fort compliquées, dont l'exposition nous entraînerait trop loin, ont semblé tout d'abord donner raison à cette manière de voir. Mais, très peu de temps après, KAUFMANN établissait par des expériences beaucoup plus claires et très frappantes (17 mai), que *la sécrétion interne de l'organe possède une action frénatrice directe sur le foie*, tellement évidente et intense que l'hypothèse de cette régulation unique serait parfaitement en mesure de remplacer la supposition d'une régulation double pancréatico-nerveuse, sans préjudice, bien entendu, de la régulation double du foie par le système nerveux.

Cette importante notion est démontrée par les effets que produit sur la glycémie la section des nerfs qui se rendent au foie (rameaux directs du pneumogastrique gauche et quelquefois du droit; quelques filets nerveux des phréniques; de nombreux rameaux du sympathique provenant du plexus cœliaque, et accolés aux vaisseaux du hile aussi bien qu'au canal cholédoque), section faite comparativement sur des chiens qui conservaient le pancréas et sur d'autres soumis ensuite à la dépancréatinisation : chiens à jeun, sections nerveuses vérifiées ultérieurement par l'autopsie.

Tous les nerfs du foie étant coupés (et il a été démontré une fois de plus que le sympathique seul est en jeu), *l'hypoglycémie apparaît chez les chiens qui ont conservé leur pancréas, et l'hyperglycémie se produit au contraire chez ceux qui ont été dépancréatinisés.*

Dans le premier cas, le pancréas continue de modérer la glycoso-formation hépatique, tandis que, dans le second, cette fonction cessant d'être réfrénée par le produit de la sécrétion interne du pancréas, s'exalte sans contre-poids. On ne pouvait mieux mettre en évidence l'action frénatrice de la sécrétion interne du pancréas.

Cette connaissance permettait d'envisager à un point de vue nouveau le mécanisme de l'hyperglycémie provoquée, soit par la piqûre diabétique de Claude Bernard, soit par les anesthésiques, qui agissent sur le bulbe d'une manière identique. Telle a été l'origine des *nouvelles expérinéces* de Kaufmann (*Biol.*, 14 avril).

La question se posait ainsi : « L'action nerveuse, créée dans les centres par la piqûre du bulbe ou l'effet des anesthésiques, se transmet-elle au pancréas ou au foie, ou simultanément à ces deux organes ? »

Nous savons que cette action, quelle qu'elle soit, passe tout entière par les splanchniques et le ganglion semi-lunaire ; mais à quels organes se transmet-elle au-delà du ganglion ?

La solution est donnée par la comparaison de trois sortes de résultats expérimentaux :

A. *Sur les animaux dont le foie et le pancréas sont énervés simultanément*, effet nul de la piqûre diabétique.

B. *Sur les animaux dont le foie conserve ses relations nerveuses intactes, mais dont le pancréas est énervé*, la piqûre diabétique continue à produire l'hyperglycémie.

C. *Sur les animaux dont le foie seul est énervé, le pancréas conservant ses relations nerveuses intactes*, la piqûre diabétique et les anesthésiques procurent également leur effet hyperglycémique.

L'action des centres nerveux se transmet par conséquent *simultanément au foie et au pancréas.*

De plus, il résulte de ces expériences que *le centre bulbaire joue le rôle d'excitateur pour le foie et de frénateur pour le pancréas.*

Ainsi la conception de la régulation de la fonction glycémique, telle qu'elle résulte du rapprochement de ces données nouvelles et de celles du second mémoire de Chauveau et Kaufmann, lesquelles j'avais réservées jusqu'ici, me semble voisine de la réalité des choses. Je puis la formuler ainsi :

L'activité glycoformatrice propre aux cellules hépatiques, et qui est susceptible de se manifester en dehors de toute influence nerveuse, doit être constamment en rapport avec les besoins de la consommation. C'est pourquoi elle est réglée par le système nerveux, dont l'action est transmise simultanément au foie et au pancréas, le premier étant le moteur et le second le frein. Les deux actions sont, en outre, associées de telle sorte que, lorsqu'un des deux organes est excité, l'autre est modéré.

Cette double action associée est exercée par deux séries de centres accouplés deux à deux :

1. *Centres bulbaires* et *sous-bulbaires.* Excitateurs du foie et modérateurs du pancréas ;

2. *Centres médullaires* (entre la quatrième paire cervi-

cale et la sixième dorsale). Modérateurs du foie et excitateurs du pancréas.

Ne comprenons-nous pas clairement maintenant le mécanisme et l'origine diverse de toutes les glycosuries, qu'elles proviennent d'un trouble fonctionnel initial du foie ou du pancréas, d'une excitation directe ou réflexe des centres nerveux, ou d'une lésion des conducteurs qui en émanent pour se rendre au foie et au pancréas ?

Je disais plus haut que, si nous ne pouvions concevoir la glycogénie pendant la vie sans l'intervention du système nerveux, la fonction ne peut pas moins s'exercer indépendamment de ce système non seulement régulateur, mais excitateur de la vie cellulaire. La question fondamentale est bio-chimique, et je trouve dans le petit chef d'œuvre que j'ai déjà cité de Armand Gautier *la chimie de la cellule vivante*, un fait des plus suggestifs au sujet de l'antagonisme fonctionnel du foie et du pancréas. La première glande appartient au type des organes réducteurs, et la seconde à celui des organes doués d'un pouvoir oxidant. Il me semble qu'il est permis de concevoir ainsi comment il se fait que la sécrétion interne du pancréas, jouant le rôle d'un ferment oxidant, agisse sur la cellule hépatique pour refréner la production de glycogène, aussi bien que toute autre réaction réductrice. Je soumets la question à M. Gautier.

J'ai envisagé jusqu'ici, et pour la commodité de l'exposition, la glycogénie comme une fonction exclusivement hépatique, aussi bien à l'état normal qu'à l'état pathologique. C'est là en effet que se trouve son principal foyer ; mais on ne doute pas aujourd'hui que le glycogène et le sucre ne soient également produits dans le tissu musculaire et les cellules d'un assez grand nombre de glandes.

A l'heure qu'il est, nous ne connaissons aucun fait expérimental prouvant qu'il y ait quelque conséquence à tirer de cette notion au point de vue de la pathogénie de diabète.

V

Arrivé au terme de la revue sommaire que je m'étais proposé de faire des travaux physiologiques les plus suggestifs, et dont quelques-uns sont absolument neufs, je suis en droit d'en rechercher les conséquences au point de vue de la pathogénie du diabète, que, fidèle à l'opinion de Claude Bernard, je ne confonds pas avec la glycosurie, si connu qu'il soit que celle-ci en résume le processus et en commande le pronostic.

Il a paru à Kaufmann que l'hyperglycémie, condition nécessaire et suffisante de la glycosurie, était toujours liée essentiellement à un défaut absolu ou relatif de la sécrétion pancréatique interne, ce qui revient à dire qu'il convient d'incriminer le pancréas, non seulement dans le diabète maigre, dit pancréatique, mais dans toutes les glycosuries diabétiques. Telle est du moins la conséquence de l'association fonctionnelle des deux glandes, que le point de départ de l'hyperglycémie réside dans les centres bulbo-médullaires, les splanchniques, le foie ou le pancréas. Si, par exemple, on vient à supposer une excitation glyco-sécrétoire portant sur le foie lui-même, le réflexe, qui ne pourra manquer de se produire sur les centres nerveux, mettra immédiatement le pancréas en jeu, alors qu'il ne semblait pas l'être primitivement.

La glycosurie n'est pas tout le diabète, et bien d'autres questions restent à étudier parmi lesquelles je ne veux indiquer que les conditions de la fréquente association de l'*azoturie*. Le foie n'est-il pas le producteur de l'urée, et le diabète azoturique ne se produit-il pas sous l'influence de perturbations nerveuses analogues à celles du diabète sucré ?

Je ne saurais étudier ici l'azoturie; mais je ne puis m'empêcher de rappeler que les albuminoïdes se dédoublent à l'occasion, dans le foie, en glycogène et en urée (Gautier). Rien donc de plus naturel que la réunion de la glycosurie avec l'azoturie. Le plus surprenant, c'est que celle-ci ne soit pas constante, au moins chez les diabétiques soumis au régime carné exclusif.

N'y a-t-il donc plus lieu de distinguer le diabète maigre comme une espèce à part ?

Il présente des caractères assez particuliers pour que les efforts faits par Lancereaux pour le séparer obtiennent un résultat durable. Il n'y aurait même pas de doute possible, si cette forme de diabète était toujours accompagnée de lésions visibles du pancréas. Alors, en effet, on pourrait admettre que, les autres fonctions du pancréas étant troublées concurremment avec sa sécrétion interne, la marche de la maladie en doit être par suite modifiée. La sécrétion interne étant perturbée à l'occasion de quelque diabète que ce soit, la physionomie propre du diabète maigre ne lui serait donnée que par d'autres troubles de ses sécrétions ajoutant au premier ses caractères particuliers.

Cependant, on n'aurait pas rencontré de lésions pancréatiques dans toutes les autopsies de diabète maigre. Si nous nous en rapportons à Thiroloix (*Thèse de Paris*, 1892), on aurait d'autres fois trouvé par contre des altérations du plexus solaire, et les considérations ci-dessus nous en font comprendre l'équivalence.

Quant aux cas de scléroses pancréatiques sans glycosurie qu'invoque Thiroloix, à l'appui d'une théorie purement nerveuse du diabète maigre, je ne vois pas comment ils pourraient servir à infirmer les conclusions des expériences de Minkowski, de Chauveau, de Kaufmann, puisque nous savons que des scléroses du rein peuvent se rencontrer avec l'intégrité de sa sécrétion interne, ainsi que l'a montré Brown-Séquard (*Arch. de physiol.*, 1893), et que la similitude des deux cas est évidente. Impossible d'ailleurs de faire intervenir le grand sympathique indépendamment des cellules pancréatiques et de leur sécrétion interne.

Je ne vois pas, à l'heure où nous sommes, de meilleure division des diabètes que celle de Lancereaux, à savoir :

1° *Le diabète maigre*, à marche consomptive et rapide ;

2° *Le diabète d'origine nerveuse*, lié à des lésions intéressant l'encéphale, la protubérance, le bulbe, la moelle, les pneumogastriques, le grand sympathique, le pancréas, le foie, ou de cause réflexe, émotive ou toxique ;

3° *Le diabète gras héréditaire*, dans lequel l'hyperglycogénie procède vraisemblablement du système nerveux et dont la cause première réside peut-être, selon la pensée de Claude Bernard, dans un désordre primitif et fondamental de la nutrition. On pourrait même supposer que le point de départ consiste dans une auto-intoxication.

Aussi bien, l'on commence à sortir du vague en ce qui concerne les causes primordiales des maladies chroniques, à propos desquelles il est d'autant plus logique d'admettre un désordre primitif, héréditaire, congénital ou acquis de la nutrition élémentaire, qu'elles sont plus manifestement en relation étroite avec les dégénérescences de l'individu et de la race. Or les dégénérescences sont d'ordre tératologique et dues à des troubles de l'évolution embryonnaire. C'est donc toujours la nutrition qui est en cause, et il s'agit de véritables malformations nutritives. Acquises ou congénitales, elles doivent être identiques. Je ne puis que renvoyer à ce sujet à l'admirable ouvrage de CH. FÉRÉ (*La famille névropathique*. Alcan, 1894). Les rapports du diabète gras avec les maladies nerveuses, avec la tuberculose, maladies de dégénérescence, n'ont plus rien de mystérieux dans cette doctrine.

Paris. — Typ. A. Davy, 52, rue Madame. — Téléphone.